GALLETAS Y BOCADILLOS KETO

Descubre el secreto para hacer galletas y bocadillos cetogénicos bajos en carbohidratos y con un sabor increíble

Por Amy Moore

© Copyright 2019 Por: Amy Moore

Todos los derechos reservados.

El contenido de este libro no puede ser reproducido, duplicado o transmitido sin el permiso escrito directo del autor o del editor.

Bajo ninguna circunstancia se podrá culpar o responsabilizar legalmente al editor, o al autor, por cualquier daño, reparación o pérdida monetaria debida a la información contenida en este libro, ya sea directa o indirectamente.

Aviso Legal:

Este libro está protegido por derechos de autor. Es sólo para uso personal. No se puede enmendar, distribuir, vender, usar, citar o parafrasear ninguna parte, o el contenido de este libro, sin el consentimiento del autor o editor.

Aviso de exención de responsabilidad:

Tenga en cuenta que la información contenida en este documento es sólo para fines educativos y de entretenimiento. Se han realizado todos los esfuerzos para presentar información precisa, actualizada, fiable y completa. No se declaran ni se implican garantías de ningún tipo. Los lectores reconocen que el autor no está involucrado en la prestación de asesoramiento legal, financiero, médico o profesional. El contenido de este libro ha sido derivado de varias fuentes. Por favor, consulte a un profesional con licencia antes de intentar cualquier técnica descrita en este libro.

Al leer este documento, el lector acepta que bajo ninguna circunstancia el autor es responsable de las pérdidas, directas o indirectas, que se produzcan como resultado del uso de la información contenida en este documento, incluyendo, pero sin limitarse a, errores, omisiones o inexactitudes.

Tabla de Contenidos

Introducción 6

¿Qué es Keto? 9

Ingredientes ceto-amigables 15

Ser feliz con Keto 18

Galletas keto con chispas de chocolate 19

Tater Tots keto 22

Coles de Bruselas crujientes con tocino 28

Keto Sushi 31

Pretzels ceto-amigables 34

Nachos de pimiento morrón 38

Sándwiches keto de ensalada 41

Barcos de calabacín de búfalo 43

Patatas fritas keto 46

Muffins keto de huevo 48

Pan de ajo keto 51

Aderezo keto de queso azul 54

Cheetos keto 56

Copas keto de mantequilla de maní 59

Granola keto y mantequilla de maní 62

Chicharrón casero (cortezas de cerdo) 65

Ensalada de aguacate y huevo 68

Batidos de mantequilla de almendras de Açai 71

Muffin keto de chocolate 73

Bombas de grasa de fresa 76

Salsa de guacamole con chips de tocino 78

Ensalada keto de atún 81

Conclusión 83

Introducción

¡Felicitaciones!

¡Has dado el primer paso necesario para estar en forma y ser más saludable! Al optar por leer este libro, también te has abierto a un mundo de posibilidades nuevas. No todo el mundo mantiene una conciencia saludable sobre su dieta. Esa es la razón por la que hay tantas personas en el mundo que sufren diversas afecciones de salud y enfermedades relacionadas con la dieta. Pero tú estás empezando a hacer un esfuerzo. Estás tratando de alejarte de la norma. No quieres sumarte a las terribles estadísticas de personas que padecen afecciones médicas severas como resultado de una dieta deficiente. Es verdad, te mereces algo mejor. Y todo empieza con cuidarte. Comienza por hacer cambios pequeños pero cruciales en tu estilo de vida. Es por eso que has decidido abrir este libro de cocina.

Es muy importante enfatizar la frase "estilo de vida" porque seguir la dieta keto significa más que seguir una dieta. Hay muchas personas que piensan que adoptar la dieta keto significa sólo cambiar la forma en que comen y esperar resultados automáticos. Pero no es así como funcionan las dietas. Por supuesto que lo que comes juega un papel muy importante en la determinación de tu salud y bienestar general. Sin embargo, no es el único factor, también lo es ¿Eres una persona sedentaria que trabaja sentada frente a su computadora todo el día?

¿Eres alguien que tiene sobrepeso y necesita reducir el exceso de grasa? ¿Tienes algún problema de salud, como hipertensión o colesterol alto? Todos estos son factores que debes tener en cuenta al emprender este estilo de vida nuevo. El objetivo de adoptar la dieta keto es mantenerse fuerte y en forma. Sin embargo, estar en forma no significa únicamente comer la comida adecuada. Se trata de vivir la vida correcta. Y la filosofía keto de dietar debería ser apenas un complemento del estilo de vida saludable que ya estás viviendo.

Para obtener una mejor apreciación de cómo el estilo de vida keto impactará tu vida, primero tienes que entender qué es keto en realidad: cuáles son tus objetivos y cómo ellos pueden impactar potencialmente tu vida. Es posible que estés entusiasmado por ir directamente al grano de este libro, es decir, a las recetas. ¿Acaso no es eso lo que buscabas? Y eso está bien. Sin embargo, yo te recomendaría conocer todos los conceptos básicos sobre el estilo de vida keto antes de sumergirse en él. Lo mismo sucede con la dieta. Si te zambulles en ella sin haberte educado antes, es muy probable que la abordes de forma equivocada. Eso podría ser muy peligroso, porque podría terminar haciendo mucho más daño que bien. La dieta keto es una dieta revolucionaria; es única en su tipo. No es como cualquier otra clase de régimen alimentario, y hay algunas reglas muy estrictas que deberás cumplir si quieres ejecutarla de manera correcta.

Pero no te preocupes, la estrella de este libro seguirán

siendo las recetas. Considera esta parte introductoria como un pequeño curso intensivo. El propósito de este curso intensivo es simplemente orientarte sobre qué es keto, por qué es lo que es y qué posibles beneficios puedes obtener de ella.

Así que, pasemos a las preguntas...

¿Qué es Keto?

La dieta keto tal como la conocemos hoy en día es en realidad una filosofía alimenticia que ha evolucionado debido a muchas décadas de investigación y práctica. La keto o ceto -abreviatura de cetogénica o cetosis- es una dieta que se define por el alto consumo de grasas, el consumo moderado de proteínas y el consumo mínimo de carbohidratos. Esta estructura alimenticia se construye de esa manera para inducir el estado de cetosis en el cuerpo. De ahí la palabra "keto".

¿Pero cómo funciona la cetosis? Piensa en tu cuerpo como un coche. Para que el automóvil funcione sin problemas, tendrás que llenar el depósito de combustible. Tu cuerpo funciona exactamente de la misma manera. El alimento es el combustible que utiliza para garantizar el correcto procesamiento de sus funciones corporales. Cuando comes carbohidratos, tu cuerpo los digiere y procesa y los convierte en glucosa, que luego se transforma en energía para tu cuerpo. Esa energía se utiliza para estimular los movimientos de tu cuerpo, que son los que te permiten correr, saltar, patear, pararte, caminar y hacer cualquier cosa que requiera un movimiento mecánico. Sin embargo, a veces podemos consumir una cantidad excesiva de carbohidratos que luego se convierten en exceso de glucosa en el cuerpo. Cuando el cuerpo no utiliza, o usa de manera incorrecta este exceso de glucosa, ella se transforma en grasa que se almacena para uso futuro. Es ahí cuando se produce el aumento de peso.

Por lo tanto, la dieta keto se considera sobre todo una herramienta utilizada para combatir el aumento de peso y la obesidad. Pero, ¿cómo funciona exactamente?

Keto para perder peso

Como el cuerpo está diseñado para buscar carbohidratos como fuentes potenciales de glucosa y energía, la dieta keto está diseñada para eliminar esas fuentes por completo. Un momento, ¿acaso no significa eso que tendrás menos energía para funcionar correctamente durante todo el día? No necesariamente. Tu cuerpo tiene una forma de rectificarse a sí mismo tras sentir que realmente no está consumiendo la cantidad habitual de carbohidratos que necesita para producir glucosa. Bueno, cuando tu cuerpo se sienta privado de carbohidratos, recurrirá a una fuente de glucosa alternativa. Obviamente, el cuerpo no se permitirá a sí mismo no funcionar debido a la falta de glucosa suficiente. Es por eso que, cuando el cuerpo entra en un estado de cetosis como resultado de la privación de carbohidratos, el hígado toma la grasa corporal almacenada y produce cuerpos cetónicos. Estas cetonas son las que utilizará el cuerpo para producir glucosa y sostenerse. Así que, en esencia, la dieta keto obliga al cuerpo a quemar la grasa almacenada para generar energía. Precisamente por eso, esta dieta es una herramienta muy efectiva para perder peso y quemar grasa.

Sin embargo, un estado de cetosis en el cuerpo sólo es posible cuando el consumo de carbohidratos es limitado. Por eso, si terminas siguiendo un estilo de vida de keto, es muy importante no sólo prestar atención a lo que comes, sino también a la cantidad de comida que ingieres. Siempre es mejor que te familiarices con la composición nutricional de los alimentos que consumes. Es la única manera en que podrás asegurarte de no consumir carbohidratos en exceso y que tu cuerpo logre la cetosis con el propósito de perder peso.

Sin embargo, también es importante tener en cuenta que la dieta keto no fue diseñada como un programa para perder peso. Originalmente, se estudió como un programa para combatir las convulsiones y la epilepsia. A principios del siglo XX, los investigadores descubrieron que cuando el cuerpo alcanza un estado de cetosis, los pacientes con epilepsia experimentan menos convulsiones y episodios epilépticos. La idea de que la dieta keto es una herramienta para perder peso fue tan solo un subproducto de este estudio. Y, por supuesto, es probable que estés familiarizado con el hecho de que la dieta keto se ha impulsado al diálogo general en todo el mundo como una de las dietas más populares que existen.

Consejos para triunfar con Keto

Por supuesto, triunfar con la dieta keto no será una tarea sencilla, pero tampoco tiene por qué ser tan complicada. Sólo tienes que asegurarte de ser lo suficientemente disciplinado y mantenerte comprometido como para llevarla a cabo. No verás resultados inmediatos, así que trata de no desanimarte al principio. Se trata de hacer cambios sostenibles y a largo plazo en tu cuerpo. Aunque, naturalmente ayudará si te equipas con el conocimiento de ciertos consejos y trucos que pueden ayudarte a tener éxito.

Duerme mucho

Es posible que no lo pienses, pero dormir lo suficiente jugará un papel muy importante a la hora de determinar la efectividad de la dieta keto. Cuanto menos sueño de calidad, más difícil será para tu cuerpo llevar a cabo el proceso keto. Además, dormir bien por la noche es beneficioso de muchas maneras diferentes. Siempre debes esforzarte por dormir, como mínimo, entre siete y nueve horas cada noche. La constancia es la clave.

Ten una rutina de ejercicio regular

Si quieres lograr un éxito sostenible y a largo plazo en tus aspiraciones de pérdida peso, querrás tener siempre una rutina regular de ejercicios. No basta con limitar la cantidad de carbohidratos que consumes. También debes asegurarte de realizar una actividad física vigorosa durante al menos 30 a 60 minutos al día, de tres a cinco veces por semana. Tu cuerpo está preparado para el movimiento y la funcionalidad. Sería un desperdicio absoluto de tu parte no usarlo para que sea productivo y activo. Intenta empujar los límites de tu cuerpo y observa qué tan fuerte eres en realidad.

Mantente hidratado

Mantenerte hidratado también jugará un papel muy importante en la determinación del éxito de tu dieta keto. Debes tener en cuenta que el agua constituye alrededor del 73% de todo tu cuerpo. Esto significa que el agua impacta tu hígado, que es donde se producen las cetonas. También afecta la función de tus riñones, donde se procesan los nutrientes. El agua afecta tu sistema digestivo, tu sistema linfático y más. Esencialmente, el agua es vida. Por lo tanto, es importante que te mantengas hidratado durante todo el día.

Toma nota de tus macros

Probablemente este sea el aspecto más intenso de la dieta keto: el seguimiento de tus macros. Pero, ¿qué son exactamente los macros? Los macros o macronutrientes están compuestos por las proteínas, carbohidratos y grasas que componen tu dieta. También es importante hacer un seguimiento de la cantidad de calorías que consumes todos los días. Para hacerlo de forma correcta, es posible que desees invertir en algún tipo de báscula o balanza de alimentos y en aplicaciones de fitness (acondicionamiento físico) como *MyFitnessPal* o *Fitbit* para ayudarte a determinar los macros de los alimentos que ingieres.

Esto puede parecer muy complicado al principio, pero con el tiempo, ya no tendrás que usar aplicaciones porque tendrás una buena idea de cuántos macros necesitas consumir por comida. Esto es importante dado que querrás asegurarte de no estar consumiendo más calorías de las que se supone debes ingerir, ni de estar excediendo tu límite de carbohidratos diario.

Ingredientes ceto-amigables

Con keto, la regla general es que debes comer mucha grasa, algunas proteínas y muy pocos carbohidratos. Sin embargo, no siempre es tan sencillo. Cuando estás empezando, y todavía te estás familiarizando con la dieta, tendrás que hacer un esfuerzo para llevar un registro de tantas cosas. Son muchas las cosas que debes evitar para asegurarte de que tu cuerpo entre en un estado cetogénico. Si cometes un error y te descuidas, podría resultar costoso para los propósitos de tu dieta.

Si alguna vez te sientes perdido o confundido con qué tipo de alimentos debes comer más y qué debes evitar por completo, no dudes en volver a esta lista de vez en cuando:

Grasas (muchas)

- Aceite de aguacate

- Aceite de oliva

- Aceite de coco

- Mantequilla

- Crema espesa

- Aceite de girasol

- Aceite de cártamo

- Aceite de maíz

- Nueces

- Almendras

- Semillas de lino y de chía

- Mantequilla de nueces sin azúcar (almendras o cacahuete o maní)

- Anacardos

- Pistachos

- Queso Cheddar

- Queso azul

- Queso feta

Proteínas (moderadas)

- Carne de res alimentada con pasto

- Pescado, especialmente pescado graso, como el salmón

- Carne de pollo oscura (pata - muslo)

- Tocino

- Pollo

- Camarones

Carbohidratos (consumo mínimo)

- Aguacate
- Hojas verdes, como espinaca y rúcula
- Apio
- Espárragos
- Puerros
- Espagueti de calabaza
- Berenjena

Ser feliz con Keto

Bueno, esencialmente eso es todo lo que necesitas saber para encontrar el éxito en tu estilo de vida keto. Al final del día, lo que quieres es asegurarte de estar viviendo la vida al máximo. Esto significa que quieres hacer tu parte para mantener tu salud y bienestar general. Sin embargo, tampoco quieres comprometer la diversión y la alegría que puedes obtener disfrutando algunas piezas culinarias increíbles. Precisamente, esta es la razón por la que la dieta keto es atractiva para muchas personas. No tienes que privarte de golosinas deliciosas que dan vida a tu corazón y llenan tu espíritu.

Este es un libro de cocina diseñado para ofrecerte una perspectiva del inmenso panorama de la dieta keto. Con un poco de creatividad, podrás preparar todo tipo de comidas ceto-amigables que tengan, además, un sabor increíble. El hecho de que te aventures por el camino hacia la salud y el bienestar no significa que debas comprometer tu gusto por los placeres culposos. Sólo que esta vez, tus placeres no tienen que ser tan culposos.

Pasemos directamente a las recetas, ¿de acuerdo?

Galletas keto con chispas de chocolate

Las galletas siempre han ocupado un lugar en el corazón de muchas personas, especialmente de aquellas que tienen una afición especial por los dulces. Sin embargo, siempre te dicen que no puedes abusar de las galletas. Por deliciosas que sean, si te excedes, pueden ser realmente malas para tu salud y tu cintura. La galleta en sí está llena de azúcar y carbohidratos que podrían sumar kilos a la balanza. No obstante, se vuelve aún más pecaminoso cuando incorporas coberturas y sabores para darle más vida a tus galletas. Afortunadamente, esta es una receta de galletas ceto-amigable que puedes disfrutar sin comprometer el estado cetogénico.

Número de porciones: 12 piezas

Tiempo de preparación: 10 minutos

Tiempo de cocción: 10 minutos

Macros por porción:

- Calorías totales: 168 kcal

- Carbohidratos: 2,5 g

- Grasa: 17,3 g

- Proteína: 4 g

Ingredientes:

- 100 gramos de mantequilla salada

- 1 cucharadita de extracto de vainilla

- 125 gramos de Eritritol

- 1 huevo grande

- 170 gramos de harina de almendras

- ½ cucharadita de goma xantana

- ½ cucharadita de polvo de hornear

- ¼ cucharadita de sal

- 85 gramos de chispas de chocolate sin azúcar o cascaritas de cacao raw

Elaboración:

1. Precalienta el horno a 355 grados F o 180 grados C.

2. Calienta la mantequilla en el microondas 30 segundos a potencia medio-alta. Deja que se derrita, pero no la calientes demasiado.

3. Mezcla la mantequilla y el Eritritol en un bol y bate bien hasta lograr una consistencia homogénea.

4. Añade la vainilla y el huevo a la mezcla y bate otros 15 segundos.

5. Mezcla la harina de almendras, el polvo de hornear, la sal y la goma xantana. Vuelve a batir otros 15 segundos.

6. Presiona la masa y retira todo del recipiente. Amasa con chispas de chocolate en las manos.

7. Divide la masa en 12 partes iguales y aplánala formando círculos pequeños en una bandeja para hornear. Coloca la bandeja en el horno y hornea 10 minutos.

8. Una vez que las galletas estén firmes y doradas, deja enfriar.

¡Buen provecho!

Tater Tots keto

A todo el mundo le encantan los tater tots, ¿cierto? Son prácticamente uno de los bocadillos más populares entre los niños en edad escolar que buscan algo que los llene y satisfaga a la vez. Sin embargo, los tater tots, en el sentido tradicional, son muy ricos en carbohidratos dado que el ingrediente principal es la patata. Por lo tanto, un tater tot tradicional no sería en realidad un alimento ceto-amigable. Pero esta receta va a cambiarlo todo. En lugar de usar patatas, esta receta va a incorporar el uso de coliflor, un producto relativamente bajo en carbohidratos con el que puedes lograr el mismo tipo de textura y consistencia que proporcionaría una patata.

Número de porciones: 6

Tiempo de preparación: 5 minutos

Tiempo de cocción: 15 minutos

Macros por porción:

- Calorías totales 145 kcal

- Carbohidratos: 4 g

- Grasa: 11 g

- Proteína: 7 g

Ingredientes:

- 700 gramos de coliflor a la plancha (aprox. 1 cabeza)

- ¼ taza de aceite de oliva

- 1 huevo grande

- 1 y ½ taza de queso mozzarella

- 2 dientes de ajo

- ¾ cucharadita de sal

Elaboración:

1. Toma el arroz de coliflor y caliéntalo en un wok grande con aceite de oliva a fuego medio-alto. Cocina el arroz de coliflor hasta que se ablande y se dore un poco. Asimismo, asegúrate de que el wok esté completamente seco.

2. En un tazón grande, bate el huevo. Agrega la mozzarella, el ajo y la sal al huevo batido.

3. Toma el contenido del tazón y mézclalo con el arroz caliente de coliflor en el wok grande. Es importante que el wok y el arroz de coliflor estén todavía calientes para que el queso de la mezcla se derrita.

4. Como consecuencia del calor, el queso debe fundirse ligeramente y alcanzar una consistencia pegajosa.

5. Toma toda la mezcla y divídela en seis partes iguales. Servirán como tater tots o tater hamburguesas keto. Aplana los tots para asegurarte de que se cocinen correcta y completamente.

6. Luego, toma una sartén ancha y calienta la cantidad restante de aceite de oliva a fuego medio-alto. Uno por uno, coloca cada tot en una sola capa. Fríe a cada tot aproximadamente dos minutos de cada lado o hasta que se dore.

7. Una vez que todos los tots estén cocidos, reserva y deja enfriar.

¡Qué lo disfrutes!

Bombas de guacamole con tocino

¿Tocino? ¡Bien! ¿Guacamole? ¡Genial! ¿Tocino y guacamole juntos en una mezcla increíble? ¡Alucinante! Eso es exactamente lo que esta receta te proporcionará. Sabrá tan rico y delicioso que después quizás te sientas realmente culpable por comerlo. Sin embargo, no hay nada de qué avergonzarse. Este tentempié ceto-amigable será un éxito en tu próxima reunión con familiares y amigos. Además, los nutrientes del guacamole y el tocino serán realmente buenos para ti.

Número de porciones: 15 bombas

Tiempo de preparación: 10 minutos

Tiempo de cocción: 45 minutos

Macros por porción:

- Calorías totales: 156 kcal

- Carbohidratos: 1,5 g

- Grasa: 15,2 g

- Proteína: 3,4 g

Ingredientes:

- 100 g de aguacate

- ¼ taza de mantequilla blanda a temperatura ambiente

- 2 dientes de ajo machacado

- 1 pimiento picante pequeño finamente picado

- 35 g de cebollas blancas picadas

- 1 cucharada de jugo de limón fresco

- 2 cucharadas de cilantro picado

- 120 g de tocino en lonchas

- sal y pimienta a gusto

Elaboración:

1. Precalienta el horno a 375 grados F o 190 grados C. Toma una bandeja para horno y fórrala con papel para hornear. Toma las lonchas de tocino y colócalas sobre el papel de hornear, asegurándote de que quede espacio entre loncha y loncha.

2. Coloca la bandeja en el horno y cocina de 10 a 15 minutos, o hasta que el tocino se dore. Eso dependerá de cuán gruesa sea cada loncha de tocino. Una vez que veas que están doradas, sácalas del horno y déjalas a un lado. Deja enfriar el tocino.

3.	Toma el aguacate y córtalo por la mitad. Retira la semilla y pela. Coloca el aguacate, el ajo, la mantequilla y el pimiento en un recipiente grande. Agrega el cilantro y el jugo de limón al tazón y mezcla todo. Sazona con sal y pimienta.

4.	Toma un machacador de patatas o un tenedor y tritura la mezcla de aguacate hasta que alcance una consistencia suave. A continuación, añade la cebolla picada y mezcla bien.

5.	Toma la grasa de tocino de la bandeja en la que horneaste el tocino. Vierte la grasa de tocino en el bol de aguacate triturado y mezcla bien. Cubre el recipiente y coloca en el refrigerador entre 20 y 30 minutos.

6.	Prepara el tocino cocido que debes servir como "empanado" para las bombas de guacamole que vas a hacer. Corta el tocino en trozos pequeños.

7.	Retira el puré de aguacate o la mezcla de guacamole del refrigerador y divide en seis partes iguales. Toma las partes de aguacate y forma bolas. Enrolla las bolas en los trozos de tocino y deja que el tocino se adhiera a las bolas de aguacate.

¡Buen provecho!

Coles de Bruselas crujientes con tocino

¿Quién dice que las coles de Bruselas son de las peores comidas del mundo? Probablemente no hayas probado las muchas maneras en que las coles de Bruselas pueden tener un sabor increíble. ¿Lo mejor de estos brotes pequeños y maravillosos? Que son increíblemente saciadores y tienen un recuento de calorías y carbohidratos muy bajo. Además, realmente aportan una textura distinta que no muchos otros alimentos son capaces de replicar. Esta receta en particular sería un bocadillo perfecto que puedes comer mientras miras la televisión una tarde de sábado perezosa.

Número de porciones: 4

Tiempo de preparación: 5 minutos

Tiempo de cocción: 20 minutos

Macros por porción:

- Calorías totales: 250 kcal

- Carbohidratos: 11 g

- Grasa: 19 g

- Proteína: 6 g

Ingredientes:

- 4 lonchas de tocino

- 500 g de coles de Bruselas cortadas a la mitad

- 3 cucharadas de aceite de oliva virgen extra

- ¾ cucharadita de sal

- ¼ cucharadita de pimienta negra

- 2 cucharadas de vinagre balsámico

Elaboración:

1. Toma una sartén grande y fríe unas lonchas de tocino a fuego medio. Asegúrate de que quede espacio entre loncha y loncha y cocina hasta que ambos lados estén crujientes y dorados.

2. Una vez cocido el tocino, colócalo en una hoja de papel de cocina para que absorba el exceso de grasa. Cualquier grasa extra que quede en la sartén debe guardarse y no desecharse.

3. Agrega más grasa a la sartén con grasa de tocino echando dos cucharadas de aceite de oliva. Revuelve y calienta el aceite. Añade las coles de Bruselas a la sartén y cocina a fuego medio-alto. Sazona las coles con sal y pimienta negra a gusto.

4. Coloca las coles de Bruselas en la sartén en una sola capa. Sofríe durante cuatro o cinco minutos, o hasta

que estén bien doradas. Da la vuelta y luego repite el proceso de dorado del otro lado.

5. Aprovecha el tiempo hasta que las coles estén cocidas y corta las lonchas de tocino en pedacitos.

6. Añade el vinagre balsámico y el resto de la cucharada de aceite de oliva a la sartén junto con las coles de Bruselas y cocina otros dos minutos.

7. Vuelve a colocar los pedacitos de tocino en la sartén y mezcla toda la comida.

¡Qué lo disfrutes!

Keto Sushi

Hay una razón por la que la cocina japonesa es una de las más populares del mundo. Es muy buena, ¿verdad? ¿Quién puede resistirse a una buena porción de sushi de vez en cuando? El sushi bien preparado es una de las mejores cosas que puedes comer en tu vida. Sin embargo, el sushi también tiene mucho arroz... por lo tanto, es rico en carbohidratos. Entonces, si estás haciendo la dieta keto, es poco probable que disfrutes del sushi, a menos que prepares esta receta. El hecho de que sigas la dieta keto no significa que no debas probar el sabor de Japón. Esta es una receta de sushi keto realmente única que puedes usar cuando se te antoje este plato tradicional japonés favorito.

Número de porciones: 3

Tiempo de preparación: 15-20 minutos

Tiempo de cocción: 0 minutos

Macros por porción:

- Calorías totales: 353 kcal

- Carbohidratos: 6 g

- Grasa: 26 g

- Proteína: 19 g

Ingredientes:

- 450 g de arroz de coliflor

- 170 g de queso crema blando

- 2 cucharadas de vinagre de arroz

- 5 hojas de nori

- 1 cucharada de salsa de soja

- ½ aguacate mediano

- 1 pepino mediano

- 140 g de salmón ahumado

Elaboración:

1.	En primer lugar, tendrás que cocinar un poco de arroz de coliflor. Para ello, debes tomar la cabeza del coliflor y partirla en trozos más pequeños.

2.	Toma los trozos de coliflor y colócalos en un procesador de alimentos. Pulsa la coliflor hasta que alcance una consistencia semejante a la del arroz.

3.	Corta los dos extremos del pepino. Coloca el pepino en posición vertical y corta a lo largo. Desecha la parte central del pepino y corta dos trozos en tiras de pepino más pequeñas. Luego, coloca las rodajas de pepino en el refrigerador para que enfríen.

4.	Calienta una sartén a fuego medio-alto. Coloca el arroz de coliflor en la sartén y cocina. Sazona el arroz con una cucharada de salsa de soja.

5. Una vez que hayas terminado de cocinar el arroz de coliflor, déjalo a un lado un minuto. Toma un bol aparte y mezcla el arroz de coliflor con el queso crema y el vinagre de arroz. Pon el contenido del tazón a un lado y colócalo en el refrigerador.

6. Mientras esperas a que la mezcla de arroz enfríe, pela la fruta y corta el aguacate en tiras pequeñas.

7. Toma un rodillo de bambú y coloca una sola hoja de nori encima. Asegúrate de colocar la lámina de nori de forma plana sobre el rodillo. Si deseas evitar que el rodillo de bambú se mueva por la superficie, puedes envolverlo en plástico de antemano.

8. Toma la mezcla de arroz de coliflor y extiende un poco sobre la hoja de nori. Asegúrate de poner sólo una capa fina de arroz, y deja 2,5 cms de espacio en la parte superior de la hoja.

9. Coloca las tiras de aguacate, pepino y salmón en el rollo de sushi y acomoda todo según tu preferencia.

10. Usa el rodillo de bambú para enrollar el sushi. Si eres un novato, siempre puedes recurrir a algún tutorial en YouTube para obtener orientación adicional.

11. Sirve con jengibre encurtido, mayonesa o wasabi.

¡Buen provecho!

Pretzels ceto-amigables

Las galletas saladas, o pretzels, son y serán uno de los bocadillos favoritos de muchas personas en todo el mundo. Una de las cualidades exclusivas del pretzel es su versatilidad. Es una masa salada que se puede acompañar con condimentos como la mostaza o el kétchup, pero también puede servir como base perfecta para ingredientes como el queso o acompañar algunas bandejas de frutas y postres. Desafortunadamente, los pretzels tradicionales están lejos de ser compatibles con keto. Sin embargo, si tienes antojo de comer unos pretzels, entonces esta receta será perfecta para ti, sobre todo si eres amante del queso.

Número de porciones: 8

Tiempo de preparación: 15 minutos

Tiempo de cocción: 15 minutos

Macros por porción:

- Calorías totales: 320 kcal

- Carbohidratos: 8 g

- Grasa: 24 g

- Proteína: 18 g

Ingredientes:

- 3 tazas de queso mozzarella rallado descremado bajo en humedad

- 50 g de queso crema

- 3 huevos medianos

- 2 tazas de harina de almendras

- 1 cucharada de polvo de hornear

- 1 cucharada de sal

Elaboración:

1. Precalienta el horno a 400 grados F o 204 grados C. Mientras esperas que el horno se caliente, cubre una bandeja para hornear con papel pergamino o papel manteca.

2. En un tazón mediano o grande, agrega dos tazas de harina de almendras y una cucharada de polvo de hornear. Bate bien la mezcla y reserva.

3. En otro recipiente para microondas grande, agrega la mozzarella y el queso crema. Asegúrate de que el queso crema quede en el fondo del tazón y que la mozzarella esté por encima: la mozzarella debe quedar más expuesta al microondas.

4. Derrite el queso en el microondas durante 30 segundos a potencia máxima. Una vez que el queso se

haya derretido un poco, saca el recipiente del microondas y revuelve bien. Luego, vuelve a colocar el recipiente en el microondas y repite el proceso otros 30 segundos para que el queso se derrita por completo sin quemarse.

5. Una vez que el queso esté completamente derretido, colócalo junto con la mezcla de harina y huevos en un procesador de alimentos. Pulsa a velocidad alta hasta conseguir una consistencia adecuada para la masa.

6. Ten en cuenta que sentirás la masa muy pegajosa, pero es normal.

7. Envuelve una tabla de amasar en plástico y asegúrate de que quede bien apretado. Asegúrate de que el envoltorio haya cubierto toda la parte inferior de la tabla para evitar que se deslice mientras continúas con tus preparativos. El envoltorio plástico añade una capa de fricción y adherencia en la parte inferior, pero también evita que la masa se pegue a la tabla.

8. Divide la masa que has preparado en ocho partes iguales. Enróllalas en cuerdas de 2,5 cms de grosor que deberías tener cerca ya.

9. Corta la masa en trozos de 2 cms. Si cortas de manera uniforme, deberías poder producir entre 70 y 75 pedazos en total. Coloca los pedazos en la bandeja para hornear que preparaste anteriormente.

10. Toma un huevo y rómpelo en un tazón. Bate el huevo para que sirva como cobertura para tus pretzels. Pinta las superficies de las piezas con agua y huevo. Sazona con sal al gusto.

11. Hornea los pretzels durante aproximadamente 12 minutos, o hasta que hayan tomado un color marrón dorado. Una vez hecho esto, enciende el horno y cocina los pretzels otros dos minutos aproximadamente. Esto permitirá que el pretzel quede crujiente en su exterior. No obstante, no querrás exagerar hasta el punto de quemar tus pretzels.

12. Retira la bandeja del horno y deja que se enfríen.

¡A disfrutar!

Nachos de pimiento morrón

Los nachos son siempre uno de los clásicos favoritos entre muchos aperitivos de todo el mundo. Sea que la familia esté reunida alrededor del televisor para una noche de cine, o para cuando estés buscando algo para picar mientras estás en una fiesta o en un bar, con los nachos no puedes equivocarte. Bueno, la única forma en que puedes equivocarte con los nachos es si estás tratando de lograr la cetosis. Desafortunadamente, la base de los nachos son los chips de maíz, que están cargados de carbohidratos, algo que constantemente buscas evitar.

Sin embargo, a veces sólo deseas la bondad quesera y la textura crujiente de unos nachos deliciosos. Es por eso que esta receta es ideal para ti, incluso cuando estás haciendo una dieta keto. El sustituto de los chips de maíz serían los pimientos morrones, que son muy bajos en calorías y carbohidratos. Una gran combinación para cualquier persona que haga una dieta keto. Ten en cuenta que es probable que estos nachos de pimiento morrón sean la estrella de cualquier fiesta.

Número de porciones: 4 porciones

Tiempo de preparación: 5 minutos

Tiempo de cocción: 20 minutos

Macros por porción:

- Calorías totales: 260 kcal

- Carbohidratos: 8 g

- Grasa: 20 g

- Proteína: 13 g

Ingredientes:

- 2 pimientos morrones medianos

- 1 cucharada de aceite de oliva

- ¼ cucharadita de chile en polvo

- ¼ cucharadita de comino molido

- ¼ taza de guacamole

- ¼ taza de pico de gallo

- 100 g de carne de res molida (80% magra)

- 1 taza de queso mexicano rallado

- 2 cucharadas de crema agria

- sal kosher

Elaboración:

1. Corta el pimiento en seis partes iguales y retira el tallo y las semillas del interior. Pon las rebanadas de pimiento en un recipiente apto para microondas y añade sólo un chorrito de agua junto con una pizca de sal kosher.

2. Cubre el recipiente y cocina los pimientos en el microondas aproximadamente cuatro minutos hasta que estén suaves y moldeables. Sácalos del microondas y déjalos enfriar un rato.

3. Toma una bandeja para hornear y cúbrela con papel de aluminio. Coloca las rebanadas de pimiento sobre lámina con los lados cortados hacia arriba. Mientras, deja la sartén a un lado.

4. Toma una sartén antiadherente grande y colócala sobre el fuego medio-alto. Agrega el chile en polvo y el comino a la sartén y cocina hasta que esté fragante. Debería tomar alrededor de 30 segundos. Agrega la carne molida y revuelve hasta que se separe. Sazona con sal y cocina aproximadamente cuatro minutos, o hasta que esté dorada.

5. Precalienta el asador y coloca un poco de la carne molida cocida en cada trozo de pimiento morrón. Espolvorea el queso sobre la carne y cocina hasta que el queso se derrita por completo. Esto debería tomar alrededor de un minuto. Ten cuidado de no quemar el queso mientras lo asas.

6. Cubre los nachos con guacamole y pico de gallo. Rocía crema agria sobre los nachos de pimiento. Sirve caliente.

¡Buen provecho!

Sándwiches keto de ensalada

Es posible que hayas notado que uno de los alimentos al que has tenido que renunciar en una dieta keto es el pan, un alimento básico en la dieta occidental estándar. Es difícil imaginar pasar un día entero sin comer pan: durante mucho tiempo, el pan se ha perpetuado como la principal fuente de carbohidratos para muchos occidentales. Sin embargo, en verdad está cargado de carbohidratos procesados, lo que lo hace malo para la pérdida de peso. Es por eso que en realidad no se ven muchas recetas de sándwiches cuando se sigue la dieta keto.

Aunque este podría ser un poco diferente. Claro, no vas a comer pan. Pero técnicamente, todavía podrás comer un sándwich. Puede que no sea del tipo al que estás acostumbrado, pero eso no cambia el hecho de que será un bocadillo muy agradable y saciador que da en el blanco entre comidas pesadas.

Número de porciones: 1

Tiempo de preparación: 5 minutos

Tiempo de cocción: 0 minutos

Macros por porción:

- Calorías totales: 375 kcal

- Carbohidratos: 3 g

- Grasa: 34 g

- Proteína: 10 g

Ingredientes:

- 55 g de lechuga iceberg o lechuga romana

- 15 g de mantequilla, ablandada a temperatura ambiente

- 30 g de queso de su preferencia

- ½ aguacate

- 1 tomate cherry cortado en dados

Elaboración:

1. Lava bien la lechuga y sepárala para que sirva como "pan" para este sándwich.

2. Unta el pan de lechuga con mantequilla.

3. Coloca rebanadas de queso, aguacate y tomate cortado en dados sobre un trozo de lechuga y conviértelo en un sándwich con otro trozo de lechuga.

¡Buen provecho!

Barcos de calabacín de búfalo

Esas alitas de pollo en salsa búfalo con las que te gusta atiborrarte mientras ves fútbol los domingos por la noche, o cuando tienes una buena reunión con amigos, son deliciosas. Desafortunadamente, están cargadas de carbohidratos y calorías no deseadas debido al empanado. Aun así, no se puede negar lo increíbles que pueden ser estos bocadillos pequeños, especialmente cuando tienes antojo de algo picante. Afortunadamente, aunque sigas la dieta keto, puedes saborear todo el sabor de un alita de pollo "búfalo". Incluso puedes añadir un calabacín para darle un toque crujiente y textura, solo para agregar un poco más de complejidad al sabor.

Número de porciones: 4

Tiempo de preparación: 15 minutos

Tiempo de cocción: 40 minutos

Macros por porción:

- Calorías totales: 410 kcal

- Carbohidratos: 3 g

- Grasa: 21 g

- Proteína: 21 g

Ingredientes:

- 4 calabacines medianos

- 2 cucharadas de aceite de oliva

- 3 tazas de pechuga de pollo cocida, desmenuzada

- 1 taza de yogur griego natural

- 3 dientes de ajo picados

- ¼ cebolla morada picada

- ⅓ taza de salsa tabasco

- 1 y ¼ taza de queso cheddar rallado

- ¼ taza de aderezo ranchero

- cebolletas en rodajas finas para decorar

Elaboración:

1.	Precalienta el horno a 400 grados F o 204 grados C. Engrasa una bandeja para hornear grande con aceite y déjala a un lado un rato.

2.	Corta los calabacines a lo largo por la mitad, asegurándote de que todos estén cortados de manera uniforme. Con una cuchara, trata de vaciar el interior del calabacín. Querrás dejar 1,5 cms de grosor para darle forma de barco. Coloca los calabacines ahuecados en la bandeja para hornear. Déjalos a un lado un rato.

3. Añade una cucharada de aceite de oliva en una sartén mediana y caliéntala a fuego medio. Cuando la sartén esté caliente, agrega las cebollas y el ajo. Saltea las cebollas y el ajo durante tres o cuatro minutos, o hasta que las cebollas empiecen a rehogarse. Una vez cocidos, pasa el contenido de la sartén a un recipiente grande.

4. Agrega el queso cheddar rallado, el pollo cocido, el aderezo ranchero, la salsa picante y el yogur griego en el tazón. Mezcla bien el contenido del recipiente, ya que servirá como relleno de pollo para los botes de calabacín.

5. Toma una cuchara pequeña y pasa cuidadosamente el relleno de pollo "búfalo" a los calabacines previamente vaciados. Sella o cubre cada bote con la cantidad restante de queso cheddar.

6. Cubre todos los botes de calabacín con papel de aluminio y hornea durante 45 minutos, o hasta que el queso se haya derretido. Ten mucho cuidado de no quemar el queso cocinándolo demasiado. Una vez que los calabacines hayan empezado a ablandarse, retira el papel de aluminio de la parte superior de los botes.

7. Ásalos y deja los botes de dos a tres minutos.

8. Cuando el queso esté gratinado, retira los botes del horno y decora con cebollas verdes.

¡A disfrutar!

Patatas fritas keto

Cuando estás en una fiesta y piensas en un bocadillo para acompañar tu bebida, ¿qué viene a tu mente? Cuando estás en casa viendo un juego en la televisión y tienes hambre, ¿a qué recurres? Patatas fritas. Muchas personas se refieren a las patatas fritas modernas como comida chatarra. Y hay una razón detrás de eso. Estas patatas fritas están llenas de grasas trans y carbohidratos, y contribuyen enormemente a la epidemia de obesidad en el mundo actual. Independientemente de si estás siguiendo la dieta keto o no, siempre es mejor que evites comer patatas fritas por completo.

Sin embargo, no se puede negar que de vez en cuando puedes tener un antojo de patatas fritas saladas deliciosas. Y afortunadamente, también hay una receta keto para este tentempié tan deseado. La base de estas patatas fritas no es una patata, en realidad será queso. ¿Y a quién no le gusta el queso?

Número de porciones: 4

Tiempo de preparación: 5 minutos

Tiempo de cocción: 10 minutos

Macros por porción:

- Calorías totales: 230 kcal

- Carbohidratos: 2 g

- Grasa: 19 g

- Proteína: 13 g

Ingredientes:

- 225 g de queso cheddar, provolone o edam rallado

- pimentón en polvo a gusto

Elaboración:

1. Precalienta el horno a 400 grados F o 204 grados C.

2. Toma una bandeja para hornear y cúbrela con papel pergamino o papel manteca.

3. Coloca el queso rallado sobre el papel pergamino en montones pequeños. Asegúrate de que cada montón de queso no entre en contacto con otro montón.

4. Espolvorea el pimentón en polvo sobre las patatas fritas de queso y hornea aproximadamente 10 minutos. Algunos podrían cocinarse más rápido dependiendo de lo delgados que sean. Es importante que prestes mucha atención al queso para asegurarte de que no se queme.

5. Una vez cocidas, retira la bandeja y reserva para que enfríe.

6. Sirve tal cual o con una salsa o aderezo compatible con keto.

¡Buen provecho!

Muffins keto de huevo

Sin dudas, el muffin de huevo es uno de los desayunos más populares de todos los tiempos, especialmente en el mundo occidental. Se trata de un desayuno muy apreciado que, por ser fácil y cómodo de preparar, también sirve para picar entre comidas. Sin embargo, como la mayoría de las cosas buenas en la vida, los muffins de huevo están llenos de ingredientes dañinos y no orgánicos. Son ricos en carbohidratos, lo que viola los principios cetogénicos, y pueden impedir que logres tus objetivos de salud y bienestar.

Esta receta es una de las recetas keto más revolucionarias que puedes encontrar. Si alguna vez te apetece comer una magdalena de huevo entre comidas, o la quieres para el desayuno, esta receta te ayudará. Es increíblemente fácil y no hace falta ser un genio para que te salga a la perfección. Sea que la hornees en grandes cantidades o para una sola porción, esta receta sin duda satisfará tus antojos.

Número de porciones: 6

Tiempo de preparación: 5 minutos

Tiempo de cocción: 20 minutos

Macros por porción:

- Calorías totales: 335 kcal

- Carbohidratos: 2 g

- Grasa: 26 g

- Proteína: 23 g

Ingredientes:

- 170 g de queso rallado de tu elección (preferiblemente cheddar o edam)

- 12 huevos medianos

- 140 g de tocino picado

- 2 cucharadas de pesto (opcional)

- 2 cebollines finamente picados

- sal y pimienta a gusto

Elaboración:

1. Precalienta el horno a 350 grados F o 175 grados C.

2. Toma una bandeja para muffins llena los moldes de hornear antiadherentes. Opcionalmente, también puedes engrasar un molde de silicona con mantequilla o spray antiadherente.

3. Pon los cebollines y el tocino en el fondo de cada molde.

4. Rompe los huevos en un tazón grande. Bate junto con el pesto, la sal y la pimienta.

5. Añade el queso a la masa de huevo y revuelve bien.

6. Vierte la masa en los moldes encima del tocino y los cebollines.

7. Hornea de 15 a 20 minutos.

¡Buen provecho!

Pan de ajo keto

Sea que lo comas como aperitivo, guarnición o tentempié al mediodía, hay algo muy reconfortante en el pan de ajo. El aroma tentador del ajo cocido te atrae, mientras que el exterior crujiente, dorado y con sabor a queso te seduce, sólo para consolarte con la suave textura del pan. Es un plato increíble, pero desafortunadamente, no es keto en el sentido más tradicional. Aunque si realmente ansías ese gran sabor del pan de ajo, esta es una receta a la que puedes recurrir de vez en cuando. Lo mejor es que sólo aporta un gramo de carbohidratos por cada pieza que ingieres.

Número de porciones: 20

Tiempo de preparación: 15 minutos

Tiempo de cocción: 75 minutos

Macros por porción:

- Calorías totales: 93 kcal

- Carbohidratos: 1 g

- Grasa: 9 g

- Proteína: 2 g

Ingredientes:

Para el pan:

- 1 y ¼ tazas de harina de almendras

- 5 cucharadas de polvo de cáscara de psilio molido
- 2 cucharaditas de polvo de hornear
- 1 cucharadita de sal marina
- 3 claras de huevo
- 2 cucharaditas de vinagre de sidra
- 1 taza de agua hirviendo

Para la mantequilla de ajo:

- 1 diente de ajo picado
- 115 g de mantequilla blanda (a temperatura ambiente)
- 2 cucharadas de perejil finamente picado
- ½ cucharadita de sal

Elaboración:

1. Precalienta el horno a 350 grados F o 175 grados C.

2. Toma todos los ingredientes secos para el pan y mézclalos dentro de un tazón grande.

3. Lleva el agua a ebullición y luego añádela al recipiente. Entonces agrega el vinagre y las claras de huevo a la mezcla. Asegúrate de batir continuamente durante todo el proceso. Debería tomar unos 30 segundos. También asegúrate de no mezclar excesivamente la masa hasta el punto de que pierda su integridad estructural. Debería tener una consistencia

similar a la de masa Play-Doh para jugar.

4. Con las manos húmedas, divide la masa en 10 partes iguales. Deben parecerse a bollos de perritos calientes. Coloca la masa dividida en una bandeja para hornear, pero asegúrate de dejar espacio entre pieza y pieza. Duplicarán su tamaño al cocinarse.

5. Hornea en la rejilla inferior del horno entre 40 y 50 minutos. Sabrás que están cocidos cuando, al tocar el exterior, oigas un sonido hueco.

6. Mientras se hornea el pan, prepara la mantequilla de ajo. Mezcla todos los ingredientes de la mantequilla de ajo y guarda en el refrigerador. Deja enfriar.

7. Una vez que el pan haya terminado de cocinarse, sácalo del horno y déjalo enfriar. Saca la mantequilla de ajo fría del refrigerador y reserva un momento.

8. Corta el pan por la mitad con un cuchillo dentado. Toma un cuchillo de untar y extiende la mantequilla en los lados cortados del pan.

9. Aumenta la temperatura del horno a 425 grados F o 225 grados C y hornea el pan de ajo otros 10 minutos, o hasta que se dore.

¡Qué lo disfrutes!

Aderezo keto de queso azul

Honestamente, uno de los mejores aspectos de hacer la dieta keto es que puedes comer queso. Y puedes apostar que este aderezo de queso azul delicioso será un gran complemento para cualquier bocadillo. Funciona muy bien como salsa para acompañar vegetales bajos en carbohidratos, como las zanahorias o los palitos de apio. También funciona como una salsa o aderezo delicioso para ensaladas. Incluso podrías verter esta salsa sobre un trozo de carne o pollo. Cualquiera sea el caso, este aderezo versátil te resultará útil cuando busques un sabor intenso sin tener que comprometer tu cetosis. Con este aderezo ganarás de muchas formas.

Número de porciones: 4

Tiempo de preparación: 5 minutos

Tiempo de cocción: 0 minutos

Macros por porción:

- Calorías totales: 477 kcal

- Carbohidratos: 4 g

- Grasa: 47 g

- Proteína: 10 g

Ingredientes:

- 140 g de queso azul

- ½ taza de mayonesa

- ¾ taza de yogur griego

- ½ taza de crema batida

- 2 cucharadas de perejil recién picado

- sal y pimienta

Elaboración:

1. Toma el queso y colócalo en un bol mediano. Con un tenedor, rompe el queso en trozos pequeños y manejables.

2. Agrega la mayonesa, el yogur y la crema batida en el tazón. Mezcla bien todos los ingredientes hasta que estén bien integrados.

3. Deja reposar la mezcla durante unos minutos.

4. Agrega sal, pimienta y perejil a gusto.

5. Refrigera las sobras.

¡Buen provecho!

Cheetos keto

Esta receta de Cheetos keto está inspirada en la receta publicada en el blog *My Oregon Kitchen*. Todo el mundo está familiarizado con los Cheetos, y sería difícil encontrar a alguien que no le gusten. Son sabrosos y tienen un tipo de crujido único que los hace completamente irresistibles. Sin embargo, todavía están clasificados como comida chatarra, y comer demasiados será malo para ti.

Es por eso que este artículo será un salvavidas para los amantes de los Cheetos que todavía están siguiendo la dieta keto. Te permiten experimentar la sensación de disfrutar con este refrigerio reconfortante al tiempo que es ceto-amigable. De hecho, el autor de la receta original se refirió a ellos como "cheatos" porque son como Cheetos pero en realidad no. Son excelentes bocadillos en sí mismos. Y puedes incluso sumergirlos en queso crema o aderezos keto.

Número de porciones: 1

Tiempo de preparación: 10 minutos

Tiempo de cocción: 25 minutos

Macros por porción:

- Calorías totales: 431 kcal

- Carbohidratos: 2 g

- Grasa: 31 g

- Proteína: 36 g

Ingredientes:

- 4 claras de huevo, batidas hasta que estén duras

- ⅛ cucharadita de cremor tártaro (añadida a la clara de huevo antes de batirla)

- 75 g de queso cheddar congelado

- 2 cucharadas de harina de almendras

- ¼ cucharadita de ajo en polvo

- pimienta de cayena a gusto

- queso parmesano a gusto (opcional)

Elaboración:

1. Precalienta el horno a 300 grados F o 150 grados C.

2. Procesa el queso congelado en un procesador de alimentos hasta que se desmenuce en trozos pequeños y diminutos. Vuelve a colocar el queso rallado en el congelador.

3. Coloca las claras de huevo en un bol y añade el cremor tártaro. Bate hasta que la mezcla esté bien firme.

4. Incorpora el queso, las especias y la harina de almendras a las claras de huevo. Asegúrate de no dejar

escapar mucho aire de las claras de huevo.

5. Coloca toda la mezcla en una bolsa de plástico de tamaño mediano y corta por la esquina. Exprime la mezcla en forma de Cheeto sobre una bandeja para hornear que esté forrada con papel pergamino o papel manteca.

6. Coloca en el horno precalentado y hornea durante 25 minutos.

7. Espolvorea queso parmesano o pimienta de cayena sobre los Cheetos.

¡Buen provecho!

Copas keto de mantequilla de maní

Esta receta keto de copas de mantequilla de maní y mermelada es un bocadillo keto excelente. En primer lugar, son completamente libres de lácteos, naturalmente cremosos y deliciosos. ¿Lo mejor? Son muy simples y fáciles de cocinar. En el mundo, son muchas las personas que están absolutamente obsesionadas con el centelleo gastronómico de combinar mantequilla de maní y jalea. Pero como sabrás, las jaleas que normalmente se venden en frascos están llenas de azúcares y conservantes. Definitivamente no es ceto-amigable.

Esta receta te proporcionará algo igual de bueno sin tener que comprometer tu dieta keto. En lugar de usar jaleas o mermeladas, vamos a apostar por lo real: las frambuesas. Son un gran tentempié cuando se tiene antojo de algo dulce en medio del día. También son un postre por el que vale la pena esperar hasta después de la comida.

Número de porciones: 12

Tiempo de preparación: 5 minutos

Tiempo de cocción: 10 minutos

Macros por porción:

- Calorías totales: 233 kcal

- Carbohidratos: 4,5 g

- Grasa: 21,8 g

- Proteína: 3,9 g

Ingredientes:

- ¼ taza de agua

- ¾ taza de mantequilla de maní

- ¾ taza de frambuesas

- ¾ taza de aceite de coco

- 1 cucharadita de gelatina bovina

- 6 a 8 cucharadas de edulcorante compatible con keto

Elaboración:

1. Prepara una bandeja para magdalenas que tenga 12 moldes de silicona o papel pergamino o papel manteca.

2. Toma una cacerola mediana y colócala a fuego medio. Pon las frambuesas y el agua en la cacerola y lleva a ebullición. Luego, reduce el fuego y deja hervir a fuego lento durante cinco minutos. A continuación, machaca las frambuesas con un tenedor.

3. Agrega tu edulcorante favorito a tu gusto. Bate junto con la gelatina y deja enfriar.

4. En un recipiente para microondas aparte, mezcla la mantequilla de maní y el aceite de coco. Cocina a fuego alto entre 30 y 60 segundos hasta que la mezcla se haya derretido por completo. Añade un poco más de edulcorante si lo deseas.

5. Toma la mitad de la mezcla de mantequilla de maní y colócala en la base de cada una de las 12 magdalenas. Colócala en el congelador y déjala enfriar durante 15 minutos. Luego, agrega la mezcla de frambuesas en las copas y cubre con lo que queda de la mezcla de mantequilla de maní.

6. Coloca las copas en el refrigerador hasta que estén firmes y mantenlas refrigeradas hasta antes de consumirlas.

¡A disfrutar!

Granola keto y mantequilla de maní

¿Quién dice que la granola siempre es un gran no-no cuando estás en una dieta keto? Hay algo reconfortante en poder abrir un frasco o una lonchera y encontrar allí una granola deliciosa con todos tus ingredientes favoritos. Incluso si sigues una dieta keto, puedes disfrutar de la sensación reconfortante de comer una taza de granola sabrosa. Esta receta en particular no llevará granola real porque la granola en sí misma no es intrínsecamente compatible con keto. En su lugar, nos centraremos en una variedad de frutos secos grasos para obtener textura y sabor.

Además, si estás realmente enamorado de la mantequilla de maní, también te enamorará esta receta.

Número de porciones: 12

Tiempo de preparación: 10 minutos

Tiempo de cocción: 30 minutos

Macros por porción:

- Calorías totales: 340 kcal

- Carbohidratos: 10 g

- Grasa: 30 g

- Proteína: 10 g

Ingredientes:

- 1 y ½ taza de almendras

- 1 y ½ taza de nueces

- ⅓ taza de mantequilla de maní

- 1 taza de harina de almendras rallada

- ¼ taza de semillas de girasol

- ⅓ taza de edulcorante compatible con keto

- ⅓ taza de polvo de proteína de suero de vainilla

- ¼ taza de mantequilla

- ¼ taza de agua

Elaboración:

1. Precalienta el horno a 300 grados F o 150 grados C.

2. Forra una bandeja para hornear de bordes grandes con papel de pergamino o papel manteca.

3. Coloca las almendras y las nueces en un procesador de alimentos y procésalas hasta que alcancen una consistencia de miga gruesa.

4. Pasa las nueces procesadas a un tazón grande y mezcla la harina de almendras, el edulcorante, las semillas de girasol y la proteína en polvo.

5. En un recipiente para microondas, coloca la mantequilla de maní y la mantequilla. Pon el recipiente en el microondas y derrite la mantequilla de maní y la mantequilla. Ten cuidado de no quemarlas.

6. Vierte la mantequilla de maní derretida y la mezcla de mantequilla sobre las nueces. Revuelve bien toda la mezcla. Agrega un poco de agua. Espera que la mezcla se compacte.

7. Esparce la mezcla uniformemente sobre la bandeja para hornear que preparaste. Hornea durante 30 minutos y deja enfriar antes de servir.

¡Buen provecho!

Chicharrón casero (cortezas de cerdo)

El chicharrón hecho en casa puede sonar muy complicado de hacer, pero no tienes que sentirte tan intimidado. Esta receta te hará darte cuenta de que puedes hacer toda esta increíble comida exótica en la comodidad de tu hogar. Los chicharrones o cortezas de cerdo son bocadillos realmente saludables y sabrosos, ideales para las personas que siguen dietas bajas en carbohidratos o altas en grasas y proteínas. Sea que estés en keto o en paleo, este bocadillo es perfecto para ti.

Esta receta puede ser simple, pero requiere mucho tiempo. Eso no es mentira. Sin embargo, no debes sentirte intimidado. Y para cuando comas este chicharrón, te darás cuenta de que todos tus esfuerzos valieron la pena. Son ASOMBROSOS.

Número de porciones: 4

Tiempo de preparación: 30 minutos

Cocción: 3 horas, 20 minutos

Macros por porción:

- Calorías totales: 152 kcal

- Carbohidratos: 0 g

- Grasa: 9 g

- Proteína: 17 g

Ingredientes:

- 1.350 kg de grasa y piel de cerdo

- sal marina a gusto

- pimienta a gusto

- aceite o manteca de cerdo adicional (de ser necesario)

Elaboración:

1.	Precalienta el horno a 250 grados F o 121 grados C. Prepara una bandeja para hornear y coloca una rejilla sobre ella.

2.	Con un cuchillo bien afilado corta el cerdo en tiras largas. Las tiras deben tener unos cinco centímetros de ancho. Calcula la porción grasa de cada tira más o menos cada cinco centímetros. Inserta tu cuchillo afilado cuidadosamente entre la piel y las porciones de grasa de tus tiras. Retira una porción de la grasa. Está bien dejar una capa delgada de grasa en la piel.

3.	Una vez que hayas quitado esa grasa de la piel, sostén el resto de la piel con una mano y desliza tu cuchillo a través del trozo de modo que puedas sacar la mayor parte de la grasa. Como se mencionó anteriormente, si todavía queda algo de grasa en la piel, está bien. Pero sólo tiene que ser una capa muy fina.

4.	Una vez que hayas eliminado con éxito la grasa de la carne de cerdo, corta cada tira en cuadrados de cinco centímetros. Luego, coloca estos cuadrados de carne de cerdo con la grasa hacia abajo en la rejilla de alambre.

5. Hornea el cerdo durante tres horas, o hasta que la piel se haya secado completamente.

6. Si quieres usar la grasa de cerdo para cocinar tu chicharrón, entonces coloca la grasa en una cacerola grande y calienta la cacerola a fuego medio-bajo. Cocina la grasa suavemente hasta que se haya licuado. Este proceso llevará aproximadamente dos horas. Este es el método que usarías para almacenar manteca de cerdo en futuras situaciones de cocción. Si quedan restos sólidos, retíralos con una cuchara y deséchalos (o utilízalos como aderezo en ensaladas).

7. Una vez que la carne de cerdo esté completamente horneada, calienta la grasa a una profundidad de alrededor de $\frac{1}{3}$ de la sartén. Asegúrate de que el aceite esté bien caliente, pero no burbujeando.

8. Añade metódicamente las pieles de cerdo hasta que empiecen a burbujear y a hincharse. Este proceso debería durar entre tres y cinco minutos. Una vez cocidas, retira de la grasa y colócalas en un plato forrado con hojas de papel de cocina.

9. Sazona con sal y pimienta.

¡Buen provecho!

Ensalada de aguacate y huevo

Si llevas mucho tiempo en la dieta keto, es probable que estés cansado de todos los huevos y aguacates que has estado comiendo. Claro, estos dos alimentos son populares por una razón: tienen un sabor increíble, son ricos en ácidos grasos omega-3 y, por supuesto, son saciadores. Pero a veces, podemos exagerar con las muchas maneras en que tratamos de ser creativos con estos dos ingredientes. A veces es mejor volver a lo básico. Los huevos y los aguacates saben muy bien solos. Esta receta te permite probar el sabor característico de los huevos y los aguacates sin distraerte con otros ingredientes.

El proceso para esta receta es bastante simple. Es una ensalada versátil que se puede comer sola. Pero también se puede usar como guarnición de una comida principal. Además, es muy fácil de hacer. Incluso puedes hacerla en grandes cantidades y tenerla lista en tu refrigerador. He aquí cómo preparar esta ensalada de huevo y aguacate increíble.

Número de porciones: 2

Tiempo de preparación: 10 minutos

Tiempo de cocción: 15 minutos

Macros por porción:

- Calorías totales: 575 kcal

- Carbohidratos: 7 g

- Grasa: 51 g

- Proteína: 20 g

Ingredientes:

- 1 aguacate mediano

- 6 huevos medianos

- ⅓ taza de mayonesa

- 1 cucharadita de mostaza dijon

- ⅛ cucharadita de eneldo

- ½ cucharadas de perejil picado

- sal, pimienta y jugo de limón a gusto

Elaboración:

1. Coloca todos los huevos sin romper en una cacerola grande y vierte agua en la cacerola hasta que todos los huevos estén sumergidos. Lleva el agua a ebullición y luego apaga el fuego. Cubre la cacerola y deja reposar los huevos en el agua caliente de 10 a 15 minutos (dependiendo de tu preferencia).

2. Pon los huevos bajo agua fría y retira las cáscaras completamente.

3. Pica o tritura los huevos en trozos más

pequeños y manejables. Sazona los huevos con sal y pimienta a gusto y reserva.

4. Prepara el aguacate y córtalo por la mitad. Quita la semilla y pela el aguacate.

5. Tritura el aguacate en un bol grande y sazónalo con sal y pimienta.

6. En otro tazón, mezcla el puré de aguacate, los huevos, la mostaza y el jugo de limón. Agrega especias y condimentos de acuerdo a tus preferencias.

7. Coloca la ensalada en el refrigerador y sirve fría.

¡Bueno provecho!

Batidos de mantequilla de almendras de Açai

A veces, el mejor bocadillo no siempre viene en forma de sólido. A veces, una bebida agradable y refrescante puede ser suficiente. Sin embargo, por estos días la mayoría de las bebidas con sabor están llenas de azúcar y carbohidratos que inducen la obesidad. Además, estos carbohidratos realmente pueden comprometer los objetivos de las personas que siguen la dieta cetogénica. Aun así, existe una manera de disfrutar de un batido refrescante sin que te preocupes por todos los azúcares y carbohidratos que podrías ingerir.

Esta receta te ofrecerá un sabor refrescante y exquisito con sólo ocho gramos de carbohidratos. Tiene 20 gramos de grasa que provienen de ingredientes sabrosos como los aguacates, la mantequilla de almendras y las bayas de açai. No hay necesidad de añadir edulcorantes artificiales para que el batido tenga un buen sabor.

Número de porciones: 1

Tiempo de preparación: 5 minutos

Tiempo de cocción: 0 minutos

Macros por porción:

- Calorías totales: 345 kcal

- Carbohidratos: 8 g

- Grasa: 20 g

- Proteína: 15 g

Ingredientes:

- 100 g de puré de açaí sin azúcar

- ¾ taza de leche de almendras sin azúcar

- ¼ de un aguacate mediano

- 3 cucharadas de proteína de chocolate en polvo

- 1 cucharada de aceite de coco

- 1 cucharada de mantequilla de almendras

- ½ cucharadita de extracto de vainilla

- Estevia como edulcorante (opcional)

Elaboración:

1. Abre el paquete de puré de açaí sin azúcar y viértelo en la licuadora.

2. Toma todos los demás ingredientes y mézclalos hasta obtener una consistencia suave.

3. Agrega agua o cubos de hielo a la licuadora según sea necesario.

¡A disfrutar!

Muffin keto de chocolate

Cuando piensas en un muffin de chocolate, a menudo visualizas un premio rico y suntuoso que hará que quieras correr un maratón justo después para no sentirte tan culpable. Nunca asociarías una magdalena de chocolate keto con un alimento dietético, ¿verdad? Bueno, deberías. Según esta receta, está bien que te entregues a este regalo dulce sin sentirte mal por ello.

Esta es una receta ceto-amigable de muffins de chocolate keto. No te preocupes, ¡también sabrán como las de verdad! Pero esa ni siquiera es la mejor parte. No sólo podrás disfrutar de estos muffins mientras te mantienes fiel a tu dieta, sino que son realmente fáciles de preparar. Es probable que tengas la mayoría de los ingredientes en tu casa.

Número de porciones: 18 mini-muffins

Tiempo de preparación: 10 minutos

Tiempo de cocción: 11 minutos

Macros por porción:

- Calorías totales: 115 kcal

- Carbohidratos: 4 g

- Grasa: 10 g

- Proteína: 4 g

Ingredientes:

- 1 taza de mantequilla de almendras natural (cremosa)
- ⅔ taza de edulcorantes artificiales ceto-amigables
- 2 cucharadas de cacao en polvo sin azúcar
- 2 cucharadas de mantequilla de maní en polvo
- 2 huevos de grandes
- 1 cucharada de aceite de coco
- 2 cucharadas de agua
- 1 y ½ cucharadita de extracto puro de vainilla
- 1 cucharadita de bicarbonato de sodio
- ¼ taza de chispas de chocolate negro sin azúcar

Elaboración:

1. Precalienta el horno a 350 grados F o 175 grados C.

2. Prepara una bandeja para hornear con borde y coloca encima una bandeja de silicona para magdalenas.

3. En un tazón grande, mezcla la manteca de almendras, el edulcorante, el cacao en polvo, la manteca de maní en polvo, la mantequilla, los huevos, el agua, el extracto de vainilla y el bicarbonato de sodio. Con una batidora eléctrica bate todo hasta que los ingredientes estén bien mezclados. Este método debería producir una masa gruesa y densa. Añade las chispas de chocolate.

4. Divide la masa en 18 partes iguales y colócalas en el molde para mini magdalenas. Si estás haciendo muffins de tamaño regular, entonces ajusta las porciones en consecuencia.

5. Hornea los muffins durante aproximadamente 11 minutos.

6. Retira la bandeja para hornear del horno y coloca los muffins en una rejilla de enfriamiento antes de servir.

¡Qué los disfrutes!

Bombas de grasa de fresa

Es probable que ya estés familiarizado con el concepto de bombas de grasa si has estado haciendo la dieta keto durante un tiempo. Anteriormente en este libro, hubo una receta de una bomba de grasa de tocino y guacamole deliciosa. Pero ahora, estamos llevando la bomba de grasa en una dirección diferente. Nos estamos volviendo dulces.

Las bombas de grasa son siempre muy tentadoras y saciadoras. Están llenas de grasas saludables, como su nombre lo indica, y son excelentes como tentempiés antes y después de entrenar. Incluso cuando sientes que necesitas un poco más de ayuda para superar la carga de trabajo de la tarde, estas bombas de grasa son un gran estímulo al mediodía. Esta bomba de grasa en particular se hace con una base de fresa. Así que, si eres goloso, serán geniales para ti.

Número de porciones: 12 piezas

Tiempo de preparación: 5 minutos

Tiempo de cocción: 2 horas

Macros por porción:

- Calorías totales: 99 kcal

- Carbohidratos: 5 g

- Grasa: 9 g

- Proteína: 1 g

Ingredientes:

- 1 taza de fresas rebanadas

- 2 cucharadas de miel natural o jarabe de agave

- 1 cucharadita de extracto puro de vainilla

- 170 g de queso crema, ablandado a temperatura ambiente

- 4 cucharadas de mantequilla sin sal, ablandada a temperatura ambiente

Elaboración:

1. En un procesador de alimentos grande, coloca las fresas, la vainilla y la miel. Pulsa la mezcla hasta que alcance una consistencia suave y agradable.

2. Añade el queso crema y la mantequilla. Pulsa un poco más para suavizar la mezcla.

3. Coloca toda la mezcla en moldes para magdalenas o cubetas para hielo. Congela por lo menos dos horas.

4. Sírvelas frías.

¡Buen provecho!

Salsa de guacamole con chips de tocino

Si has estado prestando atención, el maridaje de tocino y aguacate se ha utilizado una y otra vez. Pero hay una razón para eso. Estos dos superalimentos funcionan muy bien juntos: ¡son sabrosos y contienen todos los ingredientes esenciales para una comida keto perfecta!

Y para esta receta en particular, les permitimos volver a ser las estrellas del espectáculo. Esta vez, haremos una versión ceto-amigable de los chips y salsas tradicionales. En lugar de usar las mismas viejas patatas fritas y mojarlas en algún tipo de aderezo o queso derretido, sumergiremos los chips de tocino en un rico guacamole.

Número de porciones: 4

Tiempo de preparación: 10 minutos

Tiempo de cocción: 20 minutos

Macros por porción:

- Calorías totales: 261 kcal

- Carbohidratos: 4 g

- Grasa: 21 g

- Proteína: 14 g

Ingredientes:

- 2 aguacates medianos

- 10 tiras de tocino cortado grueso

- ¼ taza de cebolla morada picada

- 1 cucharada de cilantro picado

- 1 cucharada de pimientos jalapeños picados

- ¼ cucharada de comino molido

- sal marina a gusto

Elaboración:

1. Precalienta el horno a 375 grados F o 241 grados C.

2. Prepara una bandeja para hornear y fórrarla con papel pergamino o papel manteca.

3. Corta cada tira de tocino en trozos de unos 7,5 cm y colócalas sobre la bandeja para hornear. Asegúrate de que quede espacio entre las tiras.

4. Hornea el tocino entre 15 y 20 minutos. Asegúrate de no cocinar demasiado el tocino. Simplemente horneálo lo suficiente para que se dore y quede crujiente.

5. Mientras esperas a que el tocino termine de hornearse, prepara un tazón pequeño para la salsa de

guacamole.

6. Corta el aguacate en rodajas, sácale la semilla y pélalo. Coloca el aguacate en el recipiente y agrega las cebollas moradas picadas.

7. Mezcla el aguacate y las cebollas hasta que el aguacate esté completamente machacado.

8. Agrega los pimientos, el comino molido y la sal marina a gusto.

9. Usa el tocino como papas fritas para mojar en el guacamole.

¡Buen provecho!

Ensalada keto de atún

Cuando se trata de simplicidad, esta receta ocupa un lugar muy alto en la lista. Pero no dejes que la simplicidad de esta receta te engañe. En verdad tiene un gran impacto. Es una comida cargada de sabor y nutrientes. Nada será suficiente. Si sirves esta ensalada en las fiestas, es probable que sea un éxito. Es un bocadillo excelente cuando buscas saciedad entre comidas.

Número de porciones: 4

Tiempo de preparación: 5 minutos

Tiempo de cocción: 0 minutos

Macros por porción:

- Calorías totales: 225 kcal

- Carbohidratos: 7 g

- Grasa: 16 g

- Proteína: 14 g

Ingredientes:

- 280 g de atún en lata

- 1 aguacate grande

- 1 tallo de apio

- 2 dientes de ajo frescos

- 1 cebolla morada pequeña

- ¼ pepino

- 3 cucharadas de mayonesa

- 1 puñado de perejil picado

- 1 cucharada de jugo de limón fresco

- sal y pimienta a gusto

Elaboración:

1. Lava bien los vegetales y deja que se sequen. Si aún no lo has hecho, corta la cebolla, el apio y el pepino en trozos muy pequeños.

2. Pica el ajo más fino aún.

3. Prepara una ensaladera grande y coloca todos los ingredientes excepto el perejil. Mezcla todos los ingredientes para asegurarte de que todo quede cubierto por la mayonesa y el atún. Agrega sal y pimienta a gusto.

4. Decora con perejil fresco.

¡Buen provecho!

Conclusión

¡Llegamos al final de este sabroso y apetitoso viaje de recetas y estilo de vida keto! Con suerte, habrás adquirido algunos conocimientos valiosos sobre cómo ser creativo con la dieta keto. Por supuesto, no todo lo que se ha enumerado en este libro te gustará. Tampoco querrás limitarte a la comida que aquí aparece. Una vez más, como se mencionó anteriormente, keto es un estilo de vida. No se trata sólo de las recetas que sigues y de la comida que comes. Se trata de incorporar los principios keto en tu vida para que resulte natural. Esta es la única manera en que una dieta puede ser sostenible. Es mucho más fácil seguir una dieta cuando comprendes sus beneficios por completo y eres capaz de integrar sus principios sin problemas en tu propia vida.

Al principio de este libro, fuiste informado sobre la importancia de la dieta y por qué es esencial que prestes mucha atención al tipo de alimentos que ingieres todos los días. No debes ser imprudente con tu consumo de alimentos porque te arriesgarías a contraer varias enfermedades y dolencias. Son muchas las personas en todo el mundo que sufren diversas enfermedades como la obesidad, la hipertensión, el cáncer, la atrofia muscular, la apnea del sueño, y muchas más como resultado de tomar malas elecciones alimentarias. El cambio hacia un estilo de vida keto es una respuesta a esos problemas y amenazas.

Definitivamente, no será un proceso fácil. Muchas veces te encontrarás haciéndote la misma pregunta: "¿Por qué estoy haciendo esto?". Cuando salgas a cenar con tus amigos y los veas engullendo todo lo que quieran, es posible que te sientas excluido. Podrías desanimarte ante la idea de tener que ser realmente estricto con tu dieta. No debes cometer el error de pensar que este proceso será simple y fácil. Después de todo, nada de lo que vale la pena tener en esta vida es fácil.

Pero tampoco tiene que ser tan difícil. Es por eso que existen los libros de cocina y otros materiales de recursos keto como este. Están ahí para ayudarte en tu viaje de salud y bienestar. Siempre que te sientas perdido, puedes inspirarte o motivarte con materiales como este. Al final del día, no siempre tienes que hacer todo solo. Siempre habrá algo o alguien que esté más que dispuesto a ofrecer una mano amiga.

La adopción de la dieta keto podría ser en realidad un cambio drástico en el estilo de vida al que te has acostumbrado. Y es muy raro que las personas acepten los cambios incluso cuando se hacen de manera gradual. El cambio a un estilo de vida keto es drástico y radical, lo que amplía aún más la dificultad y la incomodidad. Sin embargo, es de esperar que este e-book te haya mostrado que la dieta no siempre tiene que ser tan aburrida y miserable. No tienes que renunciar a la idea de disfrutar de la comida que comes. Con recetas innovadoras y creativas como las que se han enumerado aquí, todavía es posible que desees comer tu próxima comida.

Con todo dicho y hecho, tu cuerpo agradecerá cualquier refuerzo positivo que le des. Saldrás más sano, en forma y más fuerte, y todo porque decidiste hacer este cambio en tu vida. Siempre dicen que el cuerpo es un templo y que hay que respetarlo. Que sea un cliché no lo hace menos cierto. Sin duda, tú debes hacer tu parte cuidando tu cuerpo. Nadie cuidará más tu salud y bienestar que tú.

Por último, no debes sentir que las recetas en este libro deben seguirse incondicionalmente. Es importante que seas capaz de llevar una dieta propia. Y parte de ser dueño de tu dieta significa hacerla tuya. Si deseas agregar algo extra para realzar el sabor de estas recetas y que se adapten a tu gusto personal, entonces debes hacerlo. Sin embargo, necesitas asegurarte de que sea bajo la guía de la dieta keto.

A modo de guía, has sido provisto de una lista de ingredientes compatibles con la dieta keto en las primeras partes de este libro electrónico. Siéntete libre de experimentar y volverte loco, siempre y cuando sea todo ceto-amigable. Después de todo, es tu vida, y nadie puede decirte cómo vivirla. Es tu comida y nadie puede decirte cómo cocinarla. Así que ¡come bien, vive bien y mantente en forma!

¡Come feliz!

www.ingramcontent.com/pod-product-compliance
Lightning Source LLC
LaVergne TN
LVHW010427070526
838199LV00066B/5952